Te ^{51} /187

ÉTUDE

SUR

LES SELS DE QUININE

LEUR ACTION PHYSIOLOGIQUE ET MÉDICALE

PARIS. — TYPOGRAPHIE A. HENNUYER, RUE DU BOULEVARD, 7.

ÉTUDE

SUR

LES SELS DE QUININE

LEUR ACTION PHYSIOLOGIQUE ET MÉDICALE

PAR

M. le Dr Léon COLIN

Médecin principal de l'armée, professeur au Val-de-Grâce

EXTRAIT DU BULLETIN DE THÉRAPEUTIQUE MÉDICALE ET CHIRURGICALE
numéros des 15 et 30 juillet 1872

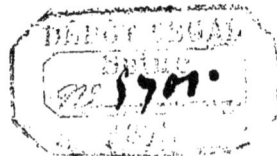

PARIS

TYPOGRAPHIE A. HENNUYER

RUE DU BOULEVARD, 7

1872

١٣٢٠

ÉTUDE

SUR

LES SELS DE QUININE

LEUR ACTION PHYSIOLOGIQUE ET MÉDICALE

Il existe, pour l'appréciation du mode d'action de la quinine sur l'organisme malade, deux écoles entièrement distinctes dont le dissentiment est basé sur la différence des champs d'observation.

Les médecins qui pratiquent dans les pays où la fièvre est endémique, constatent chaque jour la toute-puissance de ce médicament, non-seulement contre les formes bénignes de l'affection, mais encore contre ses manifestations les plus redoutables, les accès pernicieux ; pour eux comme pour Torti, le quinquina constitue non-seulement la base de la médication, mais encore celle du diagnostic ; et c'est grâce à l'action certaine, exclusive de cet agent thérapeutique dans les maladies palustres, que tant de phénomènes morbides, différents par leurs types et par leurs formes, constituent en somme dans la nomenclature médicale, le groupe bien défini des *fièvres à quinquina*. Comme nous l'avons établi ailleurs (1), malgré leurs apparences si diverses, ces manifestations de l'intoxication palustre peuvent être ramenées aux limites d'un cadre déterminé, consacré chaque jour par les faits recueillis dans les pays à fièvres, et qui ne doit pas admettre une série d'affections qu'ont voulu lui rapporter des auteurs dont les observations ont été, en général, recueillies en dehors des domaines d'endémicité de la fièvre intermittente. La valeur de la médication quinique est certainement ici, au point de vue thérapeutique et séméiotique, supérieure à celle du mercure dans la syphilis ; quand on voit combien diffèrent, dans leurs symptômes, les fièvres pernicieuses depuis la forme algide jusqu'à la forme délirante et comateuse, depuis les types les plus nettement périodiques jusqu'aux types les

(1) L. Colin, *Traité des fièvres intermittentes.*

plus continus, on ne peut s'empêcher de reconnaître au quinquina, également souverain contre chacune de ces manifestations, une puissance d'action bien autrement radicale, essentielle, que celle du mercure contre le mal vénérien ; l'évolution de ce dernier mal est, en somme, bien plus régulière que cell ede l'intoxication palustre ; et du reste, à un certain degré, il devient justiciable d'une médication tout autre que la médication hydrargyrique. Aussi, dans les régions où règne la malaria, l'écorce du Pérou est-elle à bon droit considérée comme le remède spécifique des fièvres causées par cette infection.

Dans les pays salubres au contraire, et plus spécialement dans nos climats tempérés où, des fièvres d'origine tellurique, il n'existe guère que les formes bénignes, on admet naturellement encore, par l'évidence des faits, l'action incontestable de la quinine contre ces mêmes affections ; mais, dans ces pays, n'apparaît point l'autre forme, la forme pernicieuse des manifestations palustres, et l'on a songé dès lors à essayer les merveilleuses propriétés de ce médicament contre les affections les plus diverses, spécialement contre celles où l'intensité de l'appareil fébrile, les oscillations des courbes thermiques, parfois la rapidité d'effervescence et de défervescence de la fièvre semblaient indiquer aux observateurs une certaine analogie symptomatique avec les fièvres pernicieuses proprement dites. C'est à ces divers titres que la quinine a été administrée en France, surtout contre la fièvre typhoïde ; en Allemagne et en Russie, contre le typhus exanthématique et la fièvre récurrente. Le médicament a été, dans ces pays, employé tellement en dehors de la ligne d'action qu'on lui reconnaît dans les pays marécageux, que sa valeur thérapeutique n'y repose pas, aux yeux de certains observateurs, sur son action spéciale contre les fièvres intermittentes, mais bien plutôt sur son influence contre des maladies d'un tout autre genre, le rhumatisme articulaire par exemple, preuve évidente que ces observateurs n'ont pas eu occasion de l'employer contre les formes graves, pernicieuses, de l'intoxication palustre.

Dans la pratique, on a certainement raison de part et d'autre ; quand un médicament, aussi peu dangereux en somme dans ses doses efficaces que le sulfate de quinine, semble jouir d'une puissance thérapeutique quelconque contre telle ou telle affection, il ne faut pas en limiter l'emploi au traitement d'un seul groupe de maladies ; mais de cette vulgarisation du remède il est advenu qu'au

lieu de conserver, dans nos pays, la réputation de médicament spécifique qu'il a si bien méritée ailleurs, le quinquina a été rapproché
des autres agents de la matière médicale jouissant d'une action
analogue, parfois supérieure à la sienne, dans la série des affections
non palustres auxquelles on l'a opposé; n'ayant plus ici de vertu
spéciale, il devait, à bon droit, subir une classification qui le rap-
procherait ou l'éloignerait de certaines autres substances médica-
menteuses agissant dans un sens analogue ou opposé au sien; et
comme c'est principalement aux maladies caractérisées par l'élévation du pouls et de la température qu'il a semblé convenir, on l'a
plus spécialement considéré comme un antifébrile.

Notons bien que cet emploi généralisé de la quinine a permis
une étude bien plus complète de ses propriétés physiologiques et
thérapeutiques.

Nous allons voir, en effet, dans un premier chapitre, qu'il est à
peu près impossible aujourd'hui de bien déterminer les conditions
auxquelles ce médicament doit son incomparable valeur, sa spécificité thérapeutique contre les manifestations palustres; tandis que
nous constaterons plus loin que l'emploi clinique ou expérimental
de la quinine contre les éléments généraux des maladies fébriles
les plus variées, a permis de pousser à un degré plus avancé l'analyse de son action sur chacun de ces éléments : troubles de la circulation, de la température, modification de la crase du sang, du
développement et des fonctions des globules, altération des sécrétions et de la nutrition, etc.

I

DE L'INFLUENCE SPÉCIFIQUE DE LA QUININE DANS LES FIÈVRES INTERMITTENTES.

L'action spécifique du quinquina contre les fièvres intermittentes
a semblé de tout temps devoir être rapportée à l'influence du médicament sur la cause même de l'affection, sur le miasme palustre;
suivant Torti, l'écorce du Pérou atteignait le ferment fébrifère dans
l'intestin, et le neutralisait avant son absorption par les vaisseaux
chylifères. Les recherches modernes ont eu spécialement pour
objet de mieux déterminer cette action directe du remède sur le
poison ; mentionnons d'abord les expériences faites sur les substances putrides, considérées comme le point de départ de ce

miasme, puis nous indiquerons les données qui peuvent être fournies par la pathologie expérimentale et enfin par la clinique.

§ I. — Expériences sur les matières putrides.

Plusieurs expérimentateurs ont confirmé les observations de Pringle, relatives à l'action antiputride du quinquina et de ses dérivés sur les substances animales exposées au contact de l'air ; le champ même de ces observations a été fort agrandi, et l'on a pu établir que la quinine entravait, à un degré très-marqué, la plupart des modifications subies à ce contact par les matières organiques, privées de vie, d'origine animale ou végétale ; les phénomènes d'oxydation sont spécialement empêchés et ralentis sous l'influence d'une minime quantité de cet alcaloïde ; les muscles, le sang, l'albumine, l'urine, le lait, le beurre ne subissent plus que lentement ou partiellement leurs transformations accoutumées, fermentation ou putréfaction ; et l'on voit se ralentir également l'action de la diastase sur l'amidon, de l'amygdaline sur l'émulsine, de la pepsine sur la viande, etc. Les cadavres des animaux empoisonnés par la quinine résistent aussi plus longtemps à la putréfaction. Ces faits ont engagé des praticiens à l'emploi topique du médicament contre certaines affections ulcéro-gangréneuses, spécialement contre le noma ; telle a été également la base d'une prétendue médication prophylactique de la septicémie, les solutions de quinine pouvant, par leur application locale, empêcher l'altération du pus au contact de l'atmosphère. D'après Klebs (1), le pus possède, à ce contact, la même propriété que la plupart des matières organiques, celle de se charger d'ozone, comme on peut s'en assurer au moyen du réactif indiqué par Schœnbein, la teinture de gaïac ; or, une faible quantité de quinine empêche l'ozonisation du pus ; est-ce à ce titre que l'altération de ce liquide serait prévenue ?

Ce qui nous intéresse plus particulièrement ici, c'est l'action de l'alcaloïde sur certains produits de décomposition organique que l'on a considérés comme le point de départ spécial des miasmes fébrifères, les matières végétales en putréfaction. Il y a plusieurs années déjà que le professeur C. Binz a consacré une série de recherches à démontrer de nouveau la vertu antiputride de la quinine

(1) Klebs, *Centralb. für die medic. Wissenschaften*, 1868.

sur les sucs végétaux, dont elle arrête d'une manière remarquable la décomposition à l'air libre ; Pavesi a prouvé, également par des expériences sur les matières organiques, animales ou végétales, cette puissance antiseptique et antizymotique du médicament.

C. Binz a cherché en outre à rapprocher ces faits des théories modernes sur la nature animée des ferments ; pour lui, la quinine suspendrait la transformation des matières végétales, fermentation ou putréfaction, non pas seulement par son action chimique anti-oxydante, mais plus encore par son influence toxique sur les organismes inférieurs qui abondent dans ces substances. Il constata d'abord cette influence sur différents prototypes d'organisation élémentaire, l'*amœba diffluens*, l'*euglena viridis*, la *vorticella campanula*, et autres infusoires caractérisés par l'activité de leurs mouvements browniens au sein du protoplasme des cellules végétales.

Ces recherches forment l'objet d'un intéressant mémoire (1) ; de plus, elles ont été répétées soit par l'auteur, soit par d'autres expérimentateurs, en s'appliquant plus spécialement aux organismes considérés comme agents de la fermentation ; que l'on place sous l'objectif une goutte de macération végétale, on y voit une masse de grandes bactéries, des paramécies, des vibrions, des spirilles qui se meuvent avec la plus grande rapidité. Il suffit d'y ajouter une quantité minime de quinine (une goutte d'une solution de chlorhydrate de quinine au deux-centième) pour supprimer tous ces mouvements, instantanément chez les plus gros de ces corps, un peu moins rapidement chez les plus petits.

Cette action parasiticide de la quinine aurait été utilisée par Helmholtz ; atteint depuis plusieurs années de fièvre de foin, ce physiologiste aurait, par l'emploi topique du médicament, détruit les vibrions dont fourmille le mucus nasal dans cette affection, et obtenu ainsi une rapide guérison (2). Il y a quelques années, un médecin français, Poulet, signalait dans un mémoire présenté à l'Académie des sciences (3) la quantité considérable d'infusoires renfermés dans les vapeurs de l'exhalation pulmonaire des enfants atteints de coqueluche. Depuis lors, quelques observateurs (4) ont

(1) C. Binz, *Ueber die Einwirkung des Chinin auf Protoplasmabewegungen* in *M. Schultze's Archiv*, B. 3, 1867.

(2) *Virchow's Archiv*, B. 46, 1869.

(3) *Comptes rendus*, 5 août 1867.

(4) W. Jansen, *Klinische Beitræge zur Kenntniss und Heilung des Keuchhusten*, Bonn, 1868.

rapporté à la nature parasitaire de cette dernière affection, les avantages que l'on aurait retirés contre elle de la médication quinique ; bornons-nous à remarquer que les infusoires signalés ici par Poulet (*monas et bacterium termo*) n'ont certainement rien de spécifique, vu leur abondance dans tant de maladies et dans certaines sécrétions non pathologiques ; nous verrons plus loin qu'on a expliqué autrement l'action de la quinine sur les muqueuses atteintes d'inflammations soit profondes, soit simplement catarrhales.

Pour en revenir au miasme palustre, faut-il, des expériences précédentes sur les matières végétales, conclure qu'il puisse être détruit directement par la quinine ? Nous ne le pensons pas ; nous avons dit ailleurs (1) que beaucoup de substances, d'ordre minéral ou organique, partagent avec la quinine ces propriétés antiseptiques ou antizymotiques, sans pouvoir lui être comparées comme fébrifuges : l'alcool, l'acide phénique, la créosote, un grand nombre de bases alcalines et d'acides, entraveront la putréfaction végétale sans être d'aucune valeur contre les symptômes de l'intoxication palustre ; les sulfites même dont Polli a voulu faire un succédané de la quinine, n'ont en somme, contre la fièvre intermittente, qu'une influence fort contestable, malgré l'énergie de leur vertu antiseptique.

§ II. — Données fournies par la pathologie expérimentale.

Peut-on créer sur les animaux un ensemble de symptômes comparables à ceux de la fièvre palustre, afin de se placer en condition de reproduire également chez eux et d'analyser l'action thérapeutique de la quinine contre cette maladie ? Si la pathologie expérimentale arrive facilement à produire chez les animaux cer-

(1) Il nous suffit de rappeler ici que le marais n'est dangereux lui-même qu'à certains moments non-seulement de l'année, mais encore de la période nyctémérale, quoique la putréfaction organique y règne presque en permanence, pour établir qu'il ne suffit pas de faire pourrir des végétaux pour engendrer le miasme fébrigène. Nous avons indiqué dans notre livre la fréquente innocuité de ces putréfactions, au point de vue du moins de l'étiologie des fièvres, et démontré combien il fallait tenir compte de deux éléments négligés par ceux qui comparent les substances putrides au marais lui-même : nous voulons parler de l'influence du sol et de celle de l'atmosphère. Quant à la théorie parasitaire du développement de la malaria, elle ne repose encore que sur de pures hypothèses auxquelles se complaît l'imagination sans que la science y ait trouvé rien de certain jusqu'à ce jour.

tains éléments morbides, communs à la plupart des affections fébriles, augment ou diminution de la température, de la circulation, des sécrétions, il est bien difficile, en revanche, d'obtenir par son moyen, l'évolution complète d'une maladie déterminée, à moins que celle-ci ait pour base étiologique un principe toxique doué d'une puissance analogue sur l'homme et sur les animaux. Or, tel n'est point le cas pour le poison palustre ; nous avons longuement établi l'immunité des diverses races animales au milieu des foyers les plus intenses de malaria, et prouvé que les exemples allégués par Montfalcon, par Bailly, d'épizooties survenant dans ces milieux, doivent être rapportés à des affections d'une nature et d'une origine entièrement différentes de celles de la fièvre intermittente (1). Les chiens, qui ont été précisément choisis récemment pour des expériences, accompagnent impunément, à travers les marais, les bergers, les chasseurs qui sont si fréquemment atteints de toutes les formes, bénignes ou pernicieuses, de l'intoxication. Aussi devait-on prévoir *à priori* qu'en injectant dans les veines de ces animaux, ou en leur faisant avaler des matières putrides végétales, lors même que ces matières eussent réellement renfermé le germe de la fièvre intermittente, on ne verrait cependant se produire rien de comparable à cette dernière affection. Les expériences faites par C. Binz, en ce sens (2), n'ont développé, suivant nous, que les symptômes habituels de la septicémie ; nous n'y voyons aucun phénomène comparable à ceux de l'intoxication pa-

(1) Bailly avait contribué largement à accréditer l'opinion de l'influence pernicieuse de la malaria sur les animaux ; il cite en particulier les épizooties qui, parfois, ont décimé et presque entièrement détruit les grands troupeaux de la campagne romaine. Au moment même où nous arrivions à Rome, en 1864, une épidémie de ce genre venait de détruire presque tous les bœufs qui constituent l'une des richesses principales de ce pays. Mais ces désastres ne sont que des épisodes locaux de l'invasion de la peste bovine, de cette maladie née dans les steppes du sud-est de l'Europe et que nous voyons aujourd'hui se propager également sur une grande partie de notre continent.

Tous les voyageurs qui ont parcouru la campagne romaine et même la zone palustre de son littoral, ont pu admirer le magnifique développement des bœufs et des buffles qui habitent ces milieux insalubres.

Bailly cite, en outre, comme épizooties dues au miasme, le sang de rate des moutons en Sologne, la clavelée en Hongrie, affections mieux connues aujourd'hui, ayant leur virus spécial et n'offrant aucun rapport avec les fièvres intermittentes.

(2) *Pharmakologische Studien über Chinin*, in *Virchow's Archiv*, 1869.

lustre ; et si, chez ces animaux, la quinine a semblé diminuer l'intensité du mouvement fébrile, et la rapidité de la terminaison fatale, ce n'est nullement à nos yeux par sa vertu spécifique contre le
miasme, mais par son action hyposthénisante sur les appareils
circulatoires et pyrogènes. Faisons remarquer, en passant, combien
jusqu'à ce jour, la pathologie expérimentale a été impuissante à
reproduire des affections nettement distinctes suivant leurs sources ;
les injections de sang varioleux ou scarlatineux dans les veines
des animaux (1) n'ont donné lieu jamais qu'à une même affection
septique, analogue à celle que l'on produirait par l'emploi de pus
altéré ou de matières organiques en décomposition ; tandis que,
chez l'homme, les miasmes de provenance animale développent des
affections différentes de celles qu'engendrent les végétaux, l'expérimentation ne maintient nullement ces caractères distinctifs, et,
quelle que soit l'origine de la putridité, animale ou végétale, le résultat obtenu est en général identique ; il est même remarquable
que le principe toxique des matières animales en décomposition,
la sepsine (2), isolée et fixée sous forme de sulfate de sepsine par
Bergmann et Schmiedelberg, se trouve à son maximum non
dans le sang, la fibrine ou les muscles altérés, mais dans un produit végétal, très-azoté il est vrai, la levûre de bière. S'il n'est
donc que trop vrai que les substances organiques putréfiées, introduites dans l'organisme, y déterminent la combustion fébrile,
aucune recherche, comme l'a dit le professeur Hirtz (3), n'a permis encore de constater dans le sang la spécialité des combustions
pour chaque espèce virulente.

On n'est donc pas parvenu à développer chez les animaux rien
qui ressemble aux formes morbides produites sur l'homme par la
malaria ; on n'y serait certainement pas mieux arrivé en leur inoculant le sang d'un fébricitant, l'affection n'étant jamais contagieuse, ni même inoculable de l'homme à l'homme (4), c'est-à-
dire dans les conditions de receptivité les plus complètes. L'idée de
contagion des fièvres intermittentes est une erreur récemment
admise par quelques partisans de la nature parasitaire de ces affec-

(1) Coze et Feltz.
(2) Voir Hénocque, in *Gazette hebdomadaire*, 1871, p. 276 et 527.
(3) Hirtz, *Dictionnaire de médecine et de chirurgie pratiques*, article
Fièvre.
(4) Armand, *Algérie médicale*, p. 77.

tions, qui ont pensé pouvoir ainsi confirmer leur doctrine sans tenir compte des faits que leur oppose chaque jour la clinique (1).

En résumé, l'expérimentation sur les animaux ne peut rien prouver en faveur de l'influence de la quinine sur le miasme palustre lui-même.

§ III. — Données fournies par la clinique.

Serons-nous plus heureux en étudiant cette même question d'après les observations recueillies sur l'homme lui-même ? On peut dire sans exagération que, chaque jour, des milliers d'exemples viennent affirmer de nouveau la spécificité d'action de la quinine contre les manifestations aiguës de l'intoxication palustre, contre toutes les formes de la fièvre intermittente. Mais, de ces faits si imposants pas leur évidence et par leur nombre, peut-on arriver à conclure que cette spécificité s'adresse à la cause morbide elle-même, au miasme, et non pas simplement au symptôme ? Non, malheureusement. Si la quinine avait la puissance, non-seulement d'enrayer les manifestations aiguës de l'empoisonnement, mais encore de détruire le principe miasmatique absorbé par l'organisme, on ne constaterait pas une telle fréquence des récidives chez les individus qui en ont pris d'énormes doses, après avoir été soustraits, par leur changement de résidence, à de nouvelles conditions d'infection ; l'administration prolongée du médicament suffirait non-seulement à les garantir de toute rechute ultérieure, mais les préserverait encore du développement de la cachexie palustre. La quinine guérit donc ou empêche la manifestation actuelle ou imminente, mais son action thérapeutique ne s'étend pas à la cause morbide, au miasme dont l'impression pèse longuement sur l'organisme.

Il est une condition dans laquelle il semble plus facile de déterminer la réalité de la prétendue action antimiasmatique du médicament ; c'est lorsqu'on l'administre préventivement à des individus, indemnes ou non d'accès antérieurs, mais obligés de séjourner dans une contrée palustre. Or, d'après nos observations, et en tenant compte des faits recueillis par Lind, Griesinger, Morehead, Valery Meunier, nous avons établi que cette médication ne présentait pas d'avantage beaucoup plus marqué que certains moyens

(1) Voir L. Colin, *Traité des fièvres intermittentes*, p. 12.

plus vulgaires ; et aux soldats en expédition soit en Algérie, soit en Italie, il nous a semblé plus avantageux de faire prendre du thé, du café, ou même un repas, avant de traverser une surface marécageuse, que de leur administrer de la quinine. Un fait remarquable et qu'une étude plus récente de cette question nous a permis de constater, c'est la nature contradictoire des résultats mentionnés à cet égard par différents observateurs.

Les médecins militaires autrichiens démontrent que l'emploi préventif de la quinine dans certaines garnisons exposées aux miasmes palustres, notamment à Pola, à Komorn, et dans plusieurs localités de la Hongrie, n'a donné aucun avantage appréciable (1), et a paru même inférieure à l'extrait de noix vomique.

Dans l'armée russe, les troupes cantonnées dans les vastes foyers palustres du gouvernement du Caucase, ont pris journellement et pendant longtemps de faibles doses de quinine, sans en avoir non plus retiré le moindre avantage (2).

Nous voyons au contraire l'action préservatrice évidente de fortes doses de quinine administrées à des individus soumis aux émanations palustres les plus dangereuses. Bryson rapporte que les Anglais emploient ainsi, avec succès, ce médicament dans leurs expéditions sur la côte occidentale d'Afrique ; Gestin a observé un fait extrêmement démonstratif à cet égard dans cette même région : « A Assinie (côte ouest d'Afrique), les officiers de *la Pénélope* firent une excursion dans la rivière marécageuse le Tanoë, qui vient se jeter dans le lac d'Ahy ; tous avaient pris, par précaution, du sulfate de quinine ; un seul, commissaire de marine,

(1) Le ministre de la guerre de l'empire d'Autriche arrêta que chaque soldat en garnison à Pola et à Komorn, recevrait par jour une dose de 12 centigrammes de quinine, et qu'à Peterwardein on distribuerait, par homme, une dose quotidienne de 5 milligrammes d'extrait de noix vomique. Ce dernier médicament fut accepté très-volontiers par les soldats qui ne prenaient qu'avec répugnance et refusaient souvent la solution de quinine. La valeur des résultats est atténuée par cette considération qu'en cette année (1869) les fièvres furent, en général, moins communes que d'habitude; mais elles furent aussi fréquentes chez ceux qui avaient pris de la quinine que chez les autres. Si l'extrait de noix vomique n'empêcha pas non plus le développement de la fièvre, il en diminua la gravité, et sembla modérer surtout le trouble des organes digestifs. (*Wiener Allg. militararztl. Zeitung*, 10-13, 1870.

(2) Toropoff, *Das Chinin in den Sumpffiebern*, in *Goschen's Deutscher Klinik*, n° 5, 1872.

se fiant à son immunité habituelle, s'en abstint ; huit jours après, il fut pris de violents accès de fièvre intermittente bilieuse ; deux seulement, parmi les autres, éprouvèrent un léger malaise (1). » Thorel raconte que pendant son voyage d'exploration en Cochinchine, il put impunément parcourir les localités les plus insalubres, lui et ses compagnons, en s'astreignant à prendre environ chaque semaine, de 60 à 80 centigrammes de sulfate de quinine (2).

Pourquoi ici une semblable préservation alors que nous venons de constater l'inutilité de l'emploi préventif de la quinine dans les armées russe et autrichienne ? Cette différence tient, suivant nous, à ce que ces armées, séjournant en somme dans les climats où les exhalaisons du sol sont relativement peu dangereuses, n'y prennent le médicament qu'à des doses minimes et quotidiennes, c'est-à-dire suivant la méthode qui est la moins efficace contre les accès, mais qui cependant devrait préserver à la longue l'organisme, si réellement ce remède était antimiasmatique. Dans les faits, au contraire, cités par M. Thorel, les prises de quinine, plus espacées, sont données à des doses efficaces contre les accès, et comme en ces régions tropicales l'intensité des exhalaisons telluriques rend ces accès toujours imminents, le remède y est toujours tout aussi indiqué que chez un fiévreux pour lequel on redoute une récidive. Ce n'est pas contre le miasme qu'agit le médicament, c'est contre la manifestation morbide qui va se produire.

Conclusions. — En résumé, de ces trois ordres de preuves, tirées et de la clinique, et de la pathologie expérimentale, et de l'action directe de la quinine sur les substances végétales en décomposition, il résulte que l'action thérapeutique de ce médicament contre la fièvre intermittente semble complétement indépendante de sa puissance antiseptique et antizymotique, et surtout de son influence immédiate sur le miasme fébrifère.

II

DE L'INFLUENCE ANTIFÉBRILE DE LA QUININE DANS LES PYREXIES ET LES MALADIES INFLAMMATOIRES.

L'obscurité qui pèse sur la nature de l'action spécifique de la quinine, dans le traitement des fièvres intermittentes, a donné une

(1) Fonssagrives, *Hygiène navale*, p. 224.
(2) Thorel, *Notes médicales du voyage d'exploration du Mékong*, Paris, 1870.

plus vive impulsion à l'analyse de l'influence que possède ce médicament sur les principaux éléments des maladies fébriles : élévation du pouls, de la température, développement et suractivité des globules rouges et des leucocytes, exagération des oxydations organiques et de la désassimilation des tissus. C'est l'ensemble de ces éléments qui constitue l'appareil général des pyrexies et des affections inflammatoires ; il était naturel que la clinique et l'expérimentation leur appliquassent un agent considéré comme un des principanx médicaments antifébriles, antipyrétiques.

Ce mode d'action de la quinine, entrevu par F. Jacquot il y a près de trente ans, a été pour la première fois formulé, dès 1848, de la façon la plus nette, par Favier, à la suite de nombreuses expériences avec des doses relativement considérables de sulfate de quinine ; ayant obtenu sur lui-même un abaissement très-marqué de la température, caractérisé par des frissons et de l'algidité, et une diminution parallèle de la force et de la fréquence du pouls, il intitula sa thèse inaugurale : *Des propriétés antiphlogistiques du sulfate de quinine* (1) ; nous reproduisons ce titre parcequ'il figure sur un certain nombre de travaux récents ou de dissertations inaugurales, soutenues en Allemagne dans ces dernières années, et qu'il établit une priorité bien ancienne en faveur de notre compatriote.

Les recherches les plus modernes ont du reste confirmé les résultats obtenus par M. Briquet soit sur l'homme, soit sur les animaux, à savoir : la diminution de la température, le ralentissement du mouvement circulatoire et la faiblesse des pulsations artérielles. Mais, en outre, ces recherches ont été assez nombreuses et faites dans des conditions assez diverses pour amener quelques variantes dans les conclusions précédentes suivant ces conditions. Il est parfaitement établi que la quinine, bien qu'administrée aux doses médicales usuelles, ne produit fréquemment sur l'organisme sain qu'un abaissement peu sensible du pouls et de la température. En outre, ce double abaissement ne s'accomplit pas d'ordinaire d'une manière parallèle : il y a des individus et des animaux chez lesquels la température est demeurée presque invariable, malgré une diminution relativement considérable de la force et de la fréquence

(1) Favier, thèse inaugurale, Montpellier, 1848, Cité par M. Briquet, *Traité thérapeutique du quinquina.*

des pulsations artérielles. Ce fait ne peut sembler étrange aujour-
d'hui : on sait que H. Roger a fait déjà ressortir ce manque de pa-
rallélisme du pouls et de la température dans le cours de certaines
affections ; et voici qu'un physiologiste, Heidenhain, dans une série
d'expériences remarquables par leur précision et leur délicatesse,
arrive à démontrer qu'en augmentant artificiellement la rapidité
du cours du sang dans un organisme sain, on n'augmente pas,
mais on abaisse en même temps le niveau de la température générale ; le sang relativement froid des régions périphériques et des
extrémités revient en effet plus rapidement vers les parties centrales,
et contribue à diminuer la chaleur interne plus activement qu'à
l'état normal (1).

Sydney Ringer a le premier constaté que la température de l'organisme sain s'abaisse beaucoup moins que celle des fébricitants,
sous l'influence de la quinine (2), et cette observation a été confirmée par les expériences de Liebermeister et de Jürgensen ; cette
différence n'a rien qui doive étonner, car évidemment le thermomètre ne pourra jamais s'abaisser au-dessous de la température
normale autant qu'il s'abaissera chez un malade dont la fièvre a
accru cette température de 3 ou 4 degrés. Mais ce qui est plus remarquable, c'est que cette diminution de la chaleur normale est souvent complétement nulle ou presque insignifiante (1 à 2 dixièmes
de degré), alors que le pouls aura perdu 15 à 20 pulsations par
minute; or, la quinine a une influence considérable sur la dénutrition des tissus, et nous verrons plus loin combien elle s'oppose
aux processus d'oxydation et de combustion organiques, c'est-à-dire
aux actes dont procède surtout la chaleur animale ; si donc, malgré sa puissance anticalorifique, la quinine abaisse à peine, à ses
doses usuelles, la température normale, ce fait tient peut-être précisément au ralentissement qu'elle imprime à la circulation, d'où
retour moins facile et moins rapide, vers le centre, du sang re-
froidi aux extrémités et à la périphérie ; la production de chaleur
devient moindre réellement, mais moindre aussi la déperdition.

(1) Nous ne pouvons, dans ce travail, insister plus en détail sur la valeur
de ces recherches ; elles diminuent encore l'importance qu'on avait tout
d'abord accordée à certaines théories qui attribuaient l'effervescence fébrile à
l'accélération du mouvement circulatoire. Voir Heidenhain, *Arch. für Phy-
siol.*, t. III, 1870.

(2) *The Lancet*, 1866.

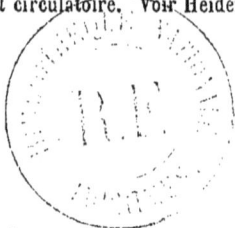

2

On se demandera peut-être pourquoi, dès lors, chez les fébricitants dont la quinine ralentit la circulation, il se manifeste au contraire un abaissement notable de la température interne (quelquefois chute de 3 ou 4 degrés). Il faut remarquer que, chez ces malades, la chaleur périphérique est telle que le sang n'y subit pas un refroidissement assez marqué pour occasionner, par son retour aux régions profondes de l'organisme, une déperdition bien considérable de calorique ; la surface cutanée a perdu en partie sa puissance régulatrice de la température générale. La quinine, en ralentissant chez eux le cours du sang, réduira une source de refroidissement périphérique bien moins considérable qu'à l'état normal ; et, dès lors, apparaîtront bien plus nets les résultats de la puissance anticalorifique du médicament sur les éléments organiques dont il modère la combustion ; ici encore il diminuera la production de la chaleur, mais cette fois sans en atténuer beaucoup la déperdition.

Ce mode d'action, qui nous semble en rapport avec les expériences de Heidenhain, ne serait pas spécial à la quinine, et sans doute appartiendrait aux mêmes titres à la plupart des autres médicaments antipyrétiques. L'abaissement de température qui se produit dans l'organisme sain, sous l'influence de petites doses d'alcool, n'est-il pas en rapport avec la légère suractivité qu'éprouve tout d'abord le mouvement circulatoire ?

La quinine, cependant, possède une influence indirecte bien marquée sur les conditions thermiques de l'organisme sain ; ainsi elle le préservera des élévations de température entraînées par certaines excitations physiologiques ; le thermomètre ne présentera qu'une ascension relativement minime après une course ou un travail physique habituellement très-échauffant ; Jürgensen a spécialement constaté ce fait, rendu plus évident encore par les expériences personnelles de Kerner (1). Ce dernier observateur, pour étudier l'influence de la quinine sur la nutrition et les sécrétions, prend chaque jour des doses graduellement croissantes de ce médicament ; au moment où la moyenne de ces doses quotidiennes a dépassé 1 gramme, Kerner constate une action bien marquée de la quinine contre les élévations artificielles de la température animale par

(1) G. Kerner, *Beitræge zur Kenntniss der Chininresorption*, in *Pfluger's Archiv*, 1870.

la marche et les mouvements les plus actifs ; ainsi, après s'être livré pendant une heure à des exercices gymnastiques qui nécessitaient les contractions musculaires des quatre membres et du tronc, il ne voit sa température s'élever que de 2 ou 3 dixièmes de degré centigrade ; tandis que dans les mêmes conditions, et de milieu et d'alimentation, mais sans quinine, cette même somme d'exercices élevait la température de plus de 2 degrés centigrades (de 36°,4 à 38°,5 et même 38°,8 centigrades).

Ce même observateur constate en même temps une influence analogue de l'alcaloïde sur la sécrétion cutanée ; tandis que chez lui, au moment des grandes chaleurs de l'été, la peau se couvrait d'une sueur abondante, cette sécrétion, dans les mêmes conditions extérieures, devient minime sous l'influence de faibles doses de quinine, et disparaît presque entièrement les jours où ces doses sont devenues plus considérables.

De ces différents faits, nous pourrions conclure déjà que l'abaissement de la température générale, sous l'influence de la quinine, relève essentiellement d'une diminution de la production de chaleur, et non d'une augmentation de la déperdition par l'enveloppe cutanée, dont les fonctions tendent plutôt à s'amoindrir. Cette vérité a été mise hors de doute par certaines expériences où la quinine, administrée à dose élevée, toxique, a pu être étudiée plus complétement dans son action. Ainsi, Lewisky, de Kasan, dont toutes les recherches furent faites dans le laboratoire du professeur Hering, enveloppe un lapin d'une couche épaisse de ouate ; la quinine est injectée dans les veines de cet animal, et, malgré l'enveloppe protectrice s'opposant à toute perte de chaleur, la température interne baisse à peu près aussi rapidement que dans les expériences où l'on n'a pas isolé la peau du contact de l'atmosphère. Dans une autre série d'expériences, l'auteur établit en outre que chez les animaux empoisonnés par la quinine, on voit s'abaisser parallèlement jusqu'à la mort la température profonde et la température superficielle ; or, si le refroidissement, produit par l'alcaloïde, tenait à la perte de la chaleur par la surface cutanée, on verrait au contraire la température s'abaisser au centre de l'organisme et augmenter relativement à la périphérie.

La clinique accuse aussi d'une manière évidente cette influence dépressive de la quinine sur la température humaine ; on l'a plus spécialement opposée, à ce titre, aux affections caractérisées par

l'élévation de la chaleur : à l'érysipèle, à la pneumonie, à la métro-
péritonite, à la fièvre purulente, au typhus, au rhumatisme articulaire aigu ; pour certains observateurs même, il n'y a aucune limite
à son action antifébrile, et Liebermeister a proclamé ce médicament *antipyrétique universel.*

Faisons remarquer de suite combien ont toujours été plus ré-
servés ceux qui cependant ont obtenu, du quinquina et de ses dérivés, tout l'effet thérapeutique qu'on pouvait en attendre ; certes,
si quelqu'un était en droit de se laisser entraîner à l'emploi généralisé de ce médicament, c'était l'homme auquel il se révélait avec
sa merveilleuse puissance et qui osait le premier en opposer l'emploi aux formes continues de la fièvre palustre ; eh bien, Torti a
le génie, au contraire, de nous mettre en garde contre cet entraî-
nement qui arriverait à compromettre la réputation du quinquina
en voulant l'élever au rang de fébrifuge universel (*ad febrifugi
universalis fastigium elevare*) (1). « Ne croyez à l'action du quinquina, dit-il, que là où il vous prouvera son efficacité, non pas
d'une manière lente et indécise, mais nettement et rapidement (2) ;
y eût-il amélioration, si cette amélioration ne s'accomplit pas avec
promptitude , ce n'est pas au quinquina que vous en êtes rede-
vable (3). »

Loin de nous la pensée d'exclure le quinquina et ses dérivés du
traitement des maladies non palustres ; et, si nous citons ces passa-
ges de Torti, c'est pour rappeler de nouveau que, contre les fièvres
intermittentes, la quinine jouit d'une puissance incomparable, sur
laquelle on doit s'appuyer d'autant moins pour en faire un fébrifuge universel, qu'elle réussit tout aussi bien contre les manifestations les moins fébriles de l'intoxication maremmatique que contre
celles où l'élévation de la température arrive à son maximum.

Nous avons employé comparativement les sels de quinine et
d'autres médicaments antipyrétiques contre quatre maladies, prin-

(1) Torti, *Therap. sp.*, lib. V, cap. ii, p. 262.
(2) « At china china, ut pluries sum fassus, habet hoc præjudicium in exis-
« timatione mea, ut cum soleat, ubi convenit, non modo semper prodesse, sed
« cito ac manifeste, eo ipso quod cito et manifeste non profuit, minime credatur
« a me ullo pacto profuisse. » Torti, *loc. cit*, lib. V, cap iv, p. 318.
(3) « Sanitas autem, quando a cortice vere procedit, facile dignoscibilis est
« ex insolita qua acquiretur celeritate ; non sic in aliis casibus. » Torti, *loc.
cit.*, lib. V, cap. iv.

cipalement : l'érysipèle, la fièvre typhoïde, la pneumonie, la tuberculisation aiguë. Et nous avouons que ce n'est pas à la quinine que nous attribuons ici le premier rang comme antifébrile ; nous pouvons dire avec le professeur Hirtz : « Comme action prompte, directe, contre l'élément chaleur, la digitale lui est infiniment supérieure (1).»

C'est spécialement au traitement du typhus soit abdominal, soit exanthématique, soit récurrent, que l'on a consacré la quinine, en France d'abord, puis en Allemagne ; depuis que l'étude des courbes thermiques a pris, dans l'observation de ces affections, une importance si considérable, chacun a pu se rendre compte de la puissance anticalorifique de la quinine dans ces différentes maladies ; et cependant il existe, en thérapeutique, bien peu de questions plus controversées que celle de l'efficacité du médicament contre ces formes morbides. Ce désaccord est d'autant plus remarquable, qu'en nulle autre affection la quinine n'a été administrée à si forte dose et aussi longtemps ; dans les ouvrages publiés soit en France, soit à l'étranger, nous voyons tels sujets qui auront pris, pendant quinze à vingt jours, des doses quotidiennes de sulfate ou de chlorhydrate de quinine variant de 2 à 4 et même 6 grammes, cinq à six fois plus en tout que l'on n'en donnerait contre un accès pernicieux ; et, parmi ces malades, il en est cependant que cette énergique médication n'a soustraits ni à l'évolution habituelle de leur maladie ni à la terminaison fatale; il en est chez lesquels on n'a même constaté qu'une diminution insignifiante et du pouls et de la température.

Faut-il nous borner à constater l'infidélité du médicament contre ces affections, ou bien devons-nous chercher à expliquer l'inconstance de ces résultats d'après certaines modifications, subies par l'alcaloïde, au sein des tissus organiques, pendant l'orgasme fébrile ? Kerner a récemment appelé l'attention sur une transformation fréquente de la quinine au contact des corps oxydants ; ce produit de transformation est le dihydroxylquinine, qui ne possède plus aucune des propriétés soit physiologiques, soit thérapeutiques de la quinine ; la transformation peut être obtenue expérimentalement par l'action d'un corps riche en oxygène, le permanganate de potasse, sur la quinine (2) ; mais, de plus, cette transformation

(1) Hirtz, *Dictionnaire de médecine et de chirurgie pratiques*, art. Fièvre.
(2) En France, MM. Wilm et Cavenlou ont également constaté une modifi-

s'opérerait fréquemment dans l'organisme lui-même, lorsque les éléments vivants sont à leur maximum de puissance oxydante, au moment de la combustion fébrile (1). De là l'impuissance de ces quantités énormes de quinine administrées avec persévérance durant plusieurs jours, suivant la pensée que moins le médicament a de prise sur la maladie, plus il faut en augmenter la dose ; les symptômes fébriles cependant ne s'amendent pas, mais heureusement aussi l'alcaloïde perd, avec sa valeur thérapeutique, toutes ses propriétés toxiques sur l'organisme, que le dihydroxylquinine traverse comme une substance indifférente.

Cette question de la transformation de la quinine dans l'organisme des fébricitants est trop nouvelle, et encore trop peu contrôlée, pour que nous cherchions à y rattacher formellement quelques conséquences cliniques ; nous nous demandons cependant si elle ne renferme pas pour l'avenir l'explication de l'impuissance de la médication quinique dans une forme de fièvre palustre, la subcontinue estivale (rémittente typhoïde), lorsqu'on n'administre le spécifique qu'à une période avancée de l'affection, au moment où l'appareil fébrile est à son maximum depuis plusieurs jours (2). Ne pourra-t-on trouver également, dans cette étude, la meilleure raison

cation analogue de la cinchonine, suroxydée par le permanganate de potasse (*Bulletins de la Société chimique de Paris*, 1869-1870, p. 177).

(1) Suivant Kerner, l'urine des fébricitants, qui ont été traités par la quinine, offrirait fréquemment cette preuve de la modification subie dans l'organisme par cet alcaloïde ; ce dernier est remplacé en partie dans ces urines par le dihydroxylquinine $C^{20}H^{26}Az^2O^4 + 4H^2O$; la modification altère peu la formule et les réactions chimiques de la quinine, car le nouveau corps précipite également sous l'influence des alcalis végétaux, brûle comme la quinine sur une lame de platine, et produit une fluorescence identique par sa solution dans l'acide nitrique. Mais il n'a, de la quinine, ni l'amertume ni la série des propriétés physiologiques, thérapeutiques et toxiques. Dans des expériences sur des animaux de taille différente, le dihydroxylquinine n'a produit aucun accident, bien qu'administré à doses quatre ou cinq fois plus élevées que les doses toxiques de quinine. Il ne modifie ni le pouls, ni la température, ni la sécrétion urinaire. Enfin, il n'offre aucune des propriétés plus spécialement étudiées par le professeur Binz comme constituant la base d'action de la quinine: 1° influence toxique sur les organismes inférieurs : bactéries, vibrions, spirilles, etc. ; 2° suspension des phénomènes d'oxydation des globules rouges au contact de l'air ; 3° arrêt du développement et du mouvement des leucocytes, etc. Voir Kerner, *Beitræge zur Kenntniss der Chininresorption*, in *Pflüger's Archiv für die gesammte Physiologie*, 1870.

(2) L. Colin, *Traité des fièvres intermittentes*, p. 446.

de la supériorité d'action de la quinine administrée pendant la période d'apyrétie des fièvres intermittentes ? Dans la fièvre typhoïde même, c'est le plus ordinairement contre les retours périodiques du mouvement fébrile, parfois si accentués à la convalescence, que la quinine semble avoir le plus d'action ; dans la fièvre puerpérale, comme dans l'infection purulente, c'est également lorsqu'il y a des intermissions que le médicament a donné quelques résultats ; ces faits ne tiennent-ils pas à ce que, dans ces conditions, il s'est produit aussi des périodes apyrétiques où le médicament ne·trouve pas dans l'organisme les conditions de sa transformation partielle en substance plus ou moins inerte ?

Enfin, à côté des maladies fébriles précédentes, il nous faut placer le rhumatisme articulaire, non-seulement dans sa forme aiguë, avec prédominance des symptômes généraux, mais encore dans sa forme chronique ; nous n'avons ici rien à ajouter aux études cliniques de Monneret, de Legroux et spécialement de M. Briquet, sur la valeur de la quinine dans cette affection ; nous verrons plus loin combien les recherches modernes, en établissant l'action de la quinine sur les éléments vivants dont elle entrave la combustion, la dénutrition, semblent donner, à leur tour, de la certitude à l'utilité de cet agent contre une maladie où la sécrétion urinaire accuse, à un si haut degré, la suractivité des échanges organiques. Mais, du moins, ne pouvons-nous admettre de rapprochement complet entre la valeur de ce médicament dans le rhumatisme, et sa toute-puissance contre les manifestations aiguës de l'intoxication palustre ; les faits sont assez nombreux et évidents de part et d'autre pour établir suffisamment notre opinion à cet égard, et prouver que, contre les affections rhumatismales, la quinine est loin d'être un spécifique.

III

MODE D'ACTION DE LA QUININE.

Nous avons dit ailleurs combien différaient les auteurs sur la nature de l'action thérapeutique et même physiologique de la quinine, stupéfiante pour les uns, tonique ou excitante pour les autres ; peut-être ne pourrons-nous pas, à notre tour, déterminer par un seul mot le rôle de cet agent dans l'organisme ; nous pensons même qu'il y a quelque avantage à ne pas regarder comme unique son mode d'action, en faisant provenir la série des effets produits d'une impression subie exclusivement par tel ou tel organe ou appareil de l'économie. Nous verrons que tels phénomènes, d'origine similaire en apparence, le ralentissement de la circulation et l'abaissement de la température, ont cependant leur point de départ dans certaines modifications, organiques ou fonctionnelles, complétement différentes.

L'action directe de la quinine sur le cœur, constatée par M. Briquet, nous donnera la raison principale des modifications subies par le courant sanguin, tandis que ce sont les altérations subies par les mouvements de nutrition et de combustion organique qui nous indiqueront surtout l'origine de la diminution de la température.

Dans cette étude, nous aborderons parfois des questions où nous manquera l'appui soit de la clinique, soit de l'expérience personnelle ; on ne nous accusera pas cependant de nous hasarder trop légèrement loin des voies sûres et connues ; ayant rappelé dans notre *Traité des fièvres* l'histoire et les bases scientifiques de la médication quinique, qui est une des gloires les plus incontestables de la médecine française, nous croyons faire œuvre utile en éclairant cette question des résultats de travaux plus récents, qui ont été faits surtout à l'étranger.

§ I. — Action de la quinine sur les centres nerveux et circulatoire.

Tout récemment encore (1), Cl. Bernard rappelait combien sont variées les sources de la calorification animale, à laquelle contribuent les tissus, les liquides et les appareils les plus divers de l'organisme : le sang, les muscles, le système nerveux, les glandes, etc. Aussi comprendra-t-on qu'en reconnaissant, comme principale propriété physiologique de la quinine, l'abaissement de la température, on a dû s'adresser successivement à bien des organes pour déterminer le mode et le lieu d'action de cette substance.

On sait, particulièrement depuis les travaux de Schlockow, Eulenburg et Simon, que la quinine à haute dose abolit, chez les grenouilles, les mouvements réflexes provenant de la moelle épinière ; on en a conclu que cette influence du médicament était due

(1) Cl. Bernard, *Les Équilibres calorifiques*, in *Revue scientifique*, 4 mai 1872.

à son action excitante sur certains centres modérateurs de ces mouvements, centres qui siégent spécialement dans le cerveau, dont l'ablation donne en effet à la moelle la plus complète liberté dans l'exercice de cette puissance réflexe.

D'autre part, certaines expériences récentes ont semblé établir que le cerveau était le siége non-seulement de centres modérateurs de l'innervation motrice et sensitive, mais encore de centres modérateurs de l'innervation vaso-motrice et trophique ; on sait les faits cités à l'appui de cette dernière opinion par Tscheschichin, qui, sectionnant chez des lapins l'axe cérébro-spinal entre le pont de Varole et la moelle allongée, voit la température, la respiration et le pouls s'élever avec une extrême rapidité jusqu'au moment de la mort (1).

Bien que ces conclusions, généralement admises tout d'abord, aient été dans ces derniers temps ébranlées par les recherches de Heidenhain (2), elles ont été le point de départ des expériences de Naunyn et Quinck, qui, en coupant transversalement la moelle épinière, au-dessus de la première vertèbre dorsale, à des chiens vigoureux placés dans un milieu d'une température élevée, ont toujours constaté, immédiatement après cette section, l'ascension continue, graduelle de la température interne, du pouls et de la respiration jusqu'à la mort.

Il y avait là, dès lors, d'excellentes conditions pour constater si la quinine était anticalorifique par son excitation des centres modérateurs de l'innervation vaso-motrice et trophique, qui préside

(1) Dans la première demi-heure après l'opération, la température monte de 39°,4 à 40°,1 centigrades ; une heure après l'opération cette température atteignait 41°,2 ; une heure et demie après, 42°,1 ; deux heures après, 42°,6. (*Reichert's und Dubois Archiv*, 1866.)

(2) Suivant Heidenhain, l'élévation de température obtenue dans ces expériences n'est pas le résultat de la section de l'axe nerveux entre la moelle allongée et le pont de Varole ; cette section lui a toujours donné, au contraire, un abaissement de température ; il pense donc que l'imperfection du manuel opératoire de Tscheschichin n'entraînait qu'une section incomplète de l'axe nerveux, c'est-à-dire une excitation traumatique d'une région où toutes les irritations, piqûre d'aiguille, électricité, etc., ont pour résultat d'amener une ascension immédiate de la température générale, superficielle et profonde, de l'organisme. D'après Heidenhain, les centres régulateurs de la température siégeraient plutôt dans la moelle allongée ; ce qui, en somme, laisse toute leur valeur aux expériences que nous citons, et où la section de l'axe nerveux a été faite entre la septième vertèbre cervicale et la première dorsale.

surtout à la production de la chaleur dans les tissus ; la quinine pourrait-elle diminuer cet appareil fébrile artificiel, tout rapport étant ainsi interrompu entre la moelle, source de cette innervation, et le centre modérateur intracrânien sur lequel on pensait que se concentrait l'action du médicament ?

Les recherches faites à cet égard par le professeur Binz ont prouvé que l'influence de la quinine était complétement indépendante de tout rapport avec ces centres. Dans plusieurs expériences, pour lesquelles il employa également des chiens vigoureux, placés dans un milieu dont la température élevée s'opposait à une déperdition périphérique de la chaleur interne de l'animal, cet observateur pratiqua la section de la moelle au-dessus de la première vertèbre dorsale et il constate que la quinine, administrée soit par l'estomac, soit par la méthode hypodermique, a pour effet à peu près constant de modérer l'ascension de la température, parfois même d'entraîner de légers mouvements de recul dans cette période ascensionnelle.

On remarque en outre une élévation remarquablement moindre de la température *post mortem* chez les animaux traités par la quinine après cette section de la moelle : tandis qu'en moyenne l'ascension thermique *post mortem* est de 1 degré centigrade, cette élévation se borne, en général, à trois ou quatre dixièmes de degré lorsque la quinine a été employée.

L'influence antipyrétique de la quinine semble donc indépendante de toute action du médicament sur ces prétendus centres nerveux modérateurs de la chaleur. Cette influence s'adresse-t-elle à d'autres points de l'axe cérébro-spinal ? agit-elle directement sur la moelle épinière, comme l'électricité par exemple, qui, après la section de cette moelle, produit le resserrement général des vaisseaux ?

C'est là une hypothèse dont nous nous défions *à priori ;* si la quinine donne lieu, parfois, à certains symptômes de stimulation cérébrale, elle n'a jamais, que nous sachions, produit sur la moelle que de faibles indices d'excitation soit motrice, soit sensitive ; son action semble plutôt stupéfiante, sédative, et M. Briquet cite des cas de myélite où l'emploi de la quinine, au lieu de produire la moindre irritation, fut suivi de la disparition de violentes douleurs siégeant dans les membres influencés par la maladie (1).

---

(1) Briquet, *loc. cit.*, p. 173.

Il ne semble même pas que la quinine puisse produire, par une action tonique spéciale sur les extrémités périphériques du système nerveux vaso-moteur, cette contraction, ce resserrement des petits vaisseaux qu'on a considérés comme le point de départ de ses propriétés anticalorifiques. On sait que la section transversale de la moelle des animaux, que l'on abandonne ensuite à l'influence du milieu ambiant, sans enveloppe protectrice, est suivie d'une déperdition rapide de leur température ; l'animal à sang chaud est ainsi converti, dit Cl. Bernard, en animal à sang froid ; la perte de la chaleur est due tout autant à la cessation des mouvements musculaires qu'à la dilatation paralytique de tout le réseau capillaire, d'où transport plus complet et plus rapide de la masse sanguine vers la périphérie, et soustraction plus considérable, par rayonnement, de la température interne. Si la quinine était susceptible, par son passage dans le torrent sanguin, de stimuler les extrémités périphériques des nerfs vaso-moteurs, elle devrait, dans ces conditions expérimentales, entraver plutôt qu'augmenter la déperdition de chaleur ; il n'en est rien, et nous voyons, d'après les expériences faites dans un autre but par Levisky, que les injections de quinine, pratiquées chez des lapins dont on a coupé transversalement la moelle, ont au contraire accéléré le refroidissement (1).

Tous ces faits nous indiquent, en somme, qu'il ne semble pas que la quinine agisse par l'intermédiaire des organes, centraux ou périphériques, regardés le plus habituellement comme régulateurs de la température animale; son action hypothermique semble être plus directe, consister dans une diminution de la production même de la chaleur au sein des tissus, et non dans une simple influence sur la déperdition ou la répartition de la température produite.

Il ne faut pas que l'importance accordée aujourd'hui à l'observation thermométrique fasse trop négliger la haute valeur d'un des résultats les plus constants produits par la quinine sur l'organisme : nous voulons parler de la diminution du nombre et de l'énergie des contractions cardiaques. M. Briquet a mis en évidence cette action directe de l'alcaloïde sur le centre circulatoire, et les expériences faites depuis n'ont que confirmé d'une manière absolue tous les résultats obtenus par lui : à une dose déterminée suivant la

(1) Levisky, *loc. cit.*

taille de l'animal, la mort survient toujours par l'arrêt du cœur en diastole, et les phénomènes toxiques sont d'autant plus rapides que le poison pénètre plus vite dans la circulation des vaisseaux propres du cœur, dans les artères coronaires.

Cette action directe sur le cœur lui-même a été mise encore plus complétement hors de doute par Levisky, qui a prouvé une fois de plus, par plusieurs séries d'expériences, que l'axe cérébro-spinal n'en était en rien l'intermédiaire.

C'est ainsi que la section de l'extrémité supérieure de la moelle et du grand sympathique au cou, c'est-à-dire des organes de transmission de l'activité cardiaque, n'empêche en rien la quinine de ralentir les mouvements du cœur ; elle n'agit donc pas en paralysant le centre cérébral de l'appareil nerveux moteur du cœur.

D'autre part, elle n'agit pas non plus en excitant le centre modérateur de l'activité cardiaque, puisque la section du nerf vague ne remédie en rien au ralentissement de la circulation entraîné par une injection de sel de quinine.

Il faut donc rechercher la cause de la paralysie cardiaque dans l'influence de l'alcaloïde sur les faisceaux mêmes, nerveux ou musculaires, du tissu du cœur ; le muscle cardiaque est celui qui meurt le premier, dans l'empoisonnement par la quinine ; il a perdu toute contractilité électrique, au moment où le courant électrique agit encore sur les autres muscles de l'organisme.

Est-ce la fibre musculaire qui est directement atteinte, à l'exclusion des fibres nerveuses de la paroi du cœur ? C'est probable ; Jolyet a prouvé que la quinine, appliquée sur les muscles, en abolissait, momentanément au moins, l'irritabilité hallérienne (1), c'est-à-dire la contractilité musculaire ; Nasse et Waldorf ont également prouvé que la solution de sulfate acide de quinine, placée sur la cuisse dénudée d'une grenouille, tout contact avec le nerf étant empêché, supprimait cette contractilité ; tandis que si l'on imbibe de cette solution le nerf lui seul, aucune paralysie n'est produite : il est donc probable que la paralysie cardiaque aussi est due au contact de la fibre musculaire avec l'agent toxique.

L'action de la quinine sur le cœur semble donc, comme son action sur la température, s'exercer sans aucun intermédiaire émanant soit de l'axe cérébro-spinal, soit du grand sympathique.

---

(1) Gubler, *Commentaires thérapeutiques du Codex,* p. 587.

§ II. — Action de la quinine sur les éléments du sang et des tissus organiques.

Les recherches modernes ont non-seulement démontré que l'origine principale de la chaleur animale devait être rapportée au contact et aux échanges qui ont lieu entre le sang et les tissus élémentaires, surtout pendant la période d'activité des organes (1); mais, de plus, certaines expériences, et spécialement celles de Naunyn, ont établi que dans la fièvre, produite par exemple par l'inoculation aux animaux de faibles doses de matières putrides, l'augmentation des échanges organiques, de la combustion des éléments, précédait toujours l'élévation de la température. Personne mieux que le professeur Hirtz n'a su faire ressortir ce rapport entre la combustion organique suractivée, dont témoignent les produits éliminés par les poumons et les reins, et le mouvement d'ascension thermique, d'effervescence consécutive de l'organisme (2). Plus haut déjà (3) nous avons mentionné l'obstacle apporté par la quinine à l'élévation de la température *post mortem;* la cessation des mouvements musculaires et l'arrêt du courant sanguin indiquent que cette ascension *post mortem* n'a d'autre point de départ que la continuation des processus chimiques qui produisent la chaleur, au moment où cesse la déperdition de calorique par les surfaces pulmonaire et cutanée; ces processus sont donc entravés par la quinine. Nous allons étudier son action analogue sur ces phénomènes intimes de la vie, phénomènes qui sont, on le sait, à leur maximum chez le fébricitant, puisqu'il est prouvé que ce dernier perd plus de son poids, consomme par conséquent plus de matériaux de son organisme, que l'homme en bonne santé soumis comme lui à la diète.

A. Action sur les globules rouges du sang, la nutrition et les sécrétions. — L'influence de la quinine sur les corpuscules du sang a été plus spécialement étudiée par le professeur Binz et par son école; les résultats obtenus par leur maître ont été confirmés

(1) Cl. Bernard, *Rôle du sang dans les phénomènes calorifiques,* in *Revue scientifique,* 4 mai 1872.

(2) Hirtz, in *Dictionnaire de médecine et de chirurgie pratiques,* article Fièvre.

(3) Voir p. 26.

par plusieurs élèves, qui ont consacré à ces recherches spéciales
d'intéressantes dissertations. Les globules rouges du sang possèdent
à un haut degré une propriété que Schœnbein a constatée lui-même
dans la plupart des liquides et des tissus organiques exposés à l'air,
celle de fixer une certaine quantité d'oxygène électrisé, d'ozone
en un mot, et de devenir par conséquent, à leur tour, des corps
très-oxydants. On sait que le réactif habituellement employé par
Schœnbein pour déceler l'ozone est la teinture de gayac, qui, en
présence de ce corps, prend une couleur bleue caractéristique ; c'est
par ce moyen que A. Schmidt a constaté la présence de l'ozone dans
le sang fraîchement tiré, exposé au contact de l'air, dont il prend
l'oxygène en cédant une certaine quantité d'acide carbonique; dans
le torrent circulatoire lui-même, le globule rouge est ozonisé, et
cette propriété a été rapportée par M. Becquerel à l'influence des
phénomènes thermo-électriques qui s'accomplissent dans l'intimité
des tissus, et dont on connaît l'action spéciale sur la production de
l'ozone.

Harley, qui a particulièrement bien étudié la manière dont se
comportent les globules rouges dans le sang fraîchement tiré et laissé
au contact de l'air, a remarqué qu'une série de corps, parmi lesquels plusieurs bases végétales, strychnine, morphine, atropine,
ont la propriété d'entraver cette respiration des globules rouges
soustraits au torrent circulatoire, d'empêcher, en un mot, ces corpuscules de fixer l'oxygène naissant et de céder en échange de l'acide
carbonique. Mais aucune de ces substances n'a, sous ce rapport,
une puissance comparable à celle de la quinine, dont une quantité
minime (un douze-millième) suffit pour l'expérience. Cette influence
de la quinine à l'égard des globules sanguins a été confirmée par une
longue série de recherches expérimentales rapportées dans les thèses
d'Adam Schulte (1) et de Ransoné (2). Il est important de noter que
le mouvement d'échange des gaz, entre ces globules et l'atmosphère,
est d'autant plus actif que la saignée a été plus récemment faite ;
le maximum en a lieu au moment même où le sang vient d'être
tiré : c'est alors aussi que la quinine s'y oppose le plus énergique-

(1) Adam Schulte, *Ueber den Einfluss des Chinin auf einen Oxydations-
prozess im Blute.* Bonn, 1870.
(2) R. Ransoné, *Ueber einige Beziehungen des Chinin zum Blute.* Bonn,
1071.

ment ; il est donc probable, par cela même, qu'elle possèdera encore cette influence antioxydante sur les globules dans le torrent circulatoire. Et en effet, si on examine le sang des animaux qui ont pris de la quinine, on constate, au moyen de la teinture de gayac, que les indices d'oxydation, d'ozonisation de ces corpuscules, sont beaucoup moindres qu'à l'état normal ; aux expériences du professeur Binz, Kerner en a ajouté de nouvelles : il a constaté qu'une injection de 1 gramme de sel de quinine dans les veines d'un lapin suffisait pour enlever au sang tiré à l'animal toute faculté ozonipare au contact de l'atmosphère (1).

Il est donc à présumer que les sels de quinine enlèvent aux globules rouges la propriété de se charger d'oxygène naissant dans le cours même de la circulation, surtout dans celui de la circulation pulmonaire ; ces globules deviendraient dès lors beaucoup moins aptes aux phénomènes d'oxydation, qui constituent leur rôle principal dans la nutrition et la respiration des éléments organiques.

Le corollaire obligé de cet amoindrissement d'action des globules rouges dans les échanges des tissus doit être une diminution des produits de désassimilation et de l'élimination des matières albuminoïdes, spécialement de celles qui représentent un maximum d'oxydation, comme l'acide urique.

Quelle que soit la valeur de cette explication, on sait aujourd'hui combien est incontestable l'influence de la quinine sur l'élimination des substances azotées ; Ranke a signalé la diminution notable de l'acide urique (2), tout en faisant observer que la quantité d'urée restait à peu près la même, comme l'a constaté aussi M. Rabuteau ; mais le même observateur ne mentionne pas les variations subies par les autres produits azotés renfermés dans l'urine.

Ces expériences, faites sur l'homme en santé, ont été reprises par Kerner sur lui-même dans des conditions bien déterminées d'alimentation : la durée totale du temps d'expérimentation a été de dix-huit jours, comprenant six périodes distinctes de trois jours chacune. Pendant les deux premières périodes (1er au 6e jour), l'examen quotidien de la sécrétion urinaire, au point de vue physique et chimique, donne les éléments de contrôle pour les jours suivants ; pendant la troisième période (7e, 8e et 9e jour), l'auteur

(1) Kerner, *loc. cit.*
(2) *Versuche über die Ausscheidung der Harnsaure beim Menschen,* 1858.

prend une dose quotidienne de 60 centigrammes de chlorhydrate de quinine ; pendant la quatrième (10ᵉ, 11ᵉ, 12ᵉ jours), cette dose est successivement portée à 1 gramme, 1ᵍʳ,50 et 2ᵍʳ,50 ; enfin l'administration de la quinine est supprimée dès le treizième jour, et les deux dernières périodes (13ᵉ, 14ᵉ, 15ᵉ jour, et 16ᵉ, 17ᵉ, 18ᵉ jour) sont destinées à l'examen quotidien des urines pendant leur retour à l'état normal. Voici le résumé de ces séries successives d'observation :

	URINE NORMALE. (1ᵉʳ au 6ᵉ jour.)	URINE APRÈS DE FAIBLES DOSES DE QUININE. (7ᵉ, 8ᵉ, 9ᵉ jour.)	URINE APRÈS DE FORTES DOSES CROISSANTES DE QUININE. (10ᵉ, 11ᵉ, 12ᵉ jour.)	URINE INFLUENCÉE PAR LA QUININE DES JOURS PRÉCÉDENTS. (13ᵉ, 14ᵉ, 15ᵉ jour.)	URINE REDEVENANT NORMALE. (16ᵉ, 17ᵉ, 18ᵉ jour.)
	a	b	c	d	e
Dose quotidienne de chlorhydrate de quinine....	»	0,60	1,66	»	»
Quantité d'urine en 24 h.	1526 c. c.	1576 c. c.	1770 c. c.	1713 c. c.	1553 c. c.
Poids spécifique.........	1,024	1,0189	1,0171	1,0190	1,0218
Acide sulfurique........	2,464	2,256	1,509	1,952	2,352
Acide phosphorique......	3,400	3,268	2,895	3,182	3,260
Acides libres............	2,202	1,959	1,772	1,699	2,323
Urée...................	34,67	30,77	26,83	32,32	36,33
Acide urique............	0,902	0,416	0,170	0,436	0,637
Créatinine..............	0,711	0,785	0,509	0,709	0,757
Quantité totale d'azote....	18,334	16,170	13,979	17,014	19,070

On voit donc, tout d'abord, augmenter la quantité de l'eau des urines, et, comme M. Briquet a prouvé la diminution de la tension artérielle sous l'influence de la quinine, il ne faut pas chercher la cause de cette augmentation d'eau dans une pression mécanique sur le filtre rénal : il y a sans doute une excitation locale, une irritation des éléments de cet appareil, puis un relâchement consécutif ; ne peut-on trouver dans ce fait une explication de l'albuminurie passagère parfois produite par les sels de quinine ?

Cette augmentation d'eau peut tenir aussi à la diminution des sueurs, et à celle de l'exhalation pulmonaire, par ralentissement de la circulation ; la diminution du poids spécifique est naturellement à son minimum au moment où les urines sont le plus abondantes et les doses de quinine le plus élevées (colonne c).

On voit également que, d'après ce tableau, les variations de l'urée sous l'influence de la quinine sont plus sensibles qu'on ne l'admet généralement, puisqu'elle est réduite, à l'époque des doses maxima (colonne c), aux trois quarts de l'élimination normale. Mais la diminution la plus considérable est celle de l'acide urique, qui de 902 milligrammes (colonne *a*), chiffre de l'urine normale avant l'expérience, descend à 170 milligrammes (colonne *c*), c'est-à-dire au cinquième de sa quantité habituelle ; on voit que les variations de cet acide, pendant toute la durée de l'expérimentation, sont proportionnelles aux doses de quinine. Il faut noter de plus qu'après la cessation des doses (colonnes *d* et *e*), le chiffre quotidien de cet acide revient progressivement au niveau qu'il avait avant l'expérimentation, et que cependant il n'atteint pas encore tout à fait ce niveau six jours après la suppression de la quinine (colonne *e*), preuve évidente que la diminution de l'acide urique ne tient pas à sa rétention dans l'organisme par le fait du médicament, mais à la diminution absolue de sa production. Tel serait un des motifs de recommander la quinine dans le rhumatisme, où elle n'agirait pas seulement comme antiphlogistique, mais comme agent modérateur de la production urique.

Une influence analogue s'étend à l'ensemble des principes azotés, dont le total subit, pendant toute la durée de l'expérimentation, des variations parallèles à celles de cet acide ; il n'est pas jusqu'à l'acide sulfurique dont la diminution dans les urines n'accuse un obstacle à la désassimilation des tissus et à l'élimination des matières albuminoïdes.

Lorsque l'on songe à l'augmentation de ces processus chimiques de dénutrition chez les fébricitants, on peut entrevoir, à juste titre, l'influence protectrice de la quinine sur les tissus organiques comme agent déperditeur ; si elle n'a pas la vertu, malgré ses propriétés toxiques sur les organismes inférieurs, de détruire le principe des affections virulentes ou septiques, peut-être a-t-elle au moins la puissance d'entraver la combustion organique, si vivement surexcitée par le contact de tout élément pyrogène avec les tissus vivants.

Rappelons seulement ici, pour ne pas nous laisser aller à l'exagération des propriétés de la quinine, que ces expériences ont été faites sur des organismes sains, où l'action de l'alcaloïde sur les sécrétions s'accomplit toujours régulièrement, sans offrir ni ces oscillations ni parfois cette impuissance dont on a pensé trouver la raison dans sa transformation moléculaire (1).

(1) Voir plus haut.

B. ACTION SUR LES LEUCOCYTES, L'INFLAMMATION ET LA SUPPU-
RATION. — On sait quelle ressemblance existe entre les mouvements
de certains infusoires et les mouvements amiboïdes ou sarcodiques
découverts, en 1850, par M. Davaine, dans les leucocytes du sang
de l'homme (1). Malgré leur différence et de nature et de milieu,
ces deux variétés de protoplasmes, infusoires ou leucocytes, placés
sur un porte-objet suffisamment chaud et humide, sont suscepti-
bles, grâce à la contractilité de toute leur substance, de prendre
les formes les plus diverses, depuis la configuration ovoïde ou sphé-
rique jusqu'aux aspects les plus irréguliers, caractérisés par l'appa-
rition de protubérances, de tentacules de locomotion, sur divers
points de leur surface. C. Binz a reconnu que la quinine possédait
sur les leucocytes la même influence toxique que sur les autres
protozoaires ; elle en arrête les changements de forme et les mouvements, plus rapidement que certaines autres bases végétales,
morphine et strychnine, sur lesquelles elle a, du reste, l'inappré-
ciable avantage d'être facilement, et sans danger, applicable à toutes
les exigences de la thérapeutique (2). Des expériences confirma-
tives ont été faites depuis et relatées par C. Scharrenbroich (3) ;
sous l'influence d'une faible solution de quinine (un quatre-millième),
on voit cesser immédiatement les mouvements amiboïdes des leucocytes, qui se précipitent en prenant un aspect sombre et grenu.

Par une nouvelle série de recherches (4), C. Binz modifie sen-
siblement les conclusions que, dès l'abord, on pourrait tirer de
cette action de la quinine sur les leucocytes tout aussi bien que sur
les infusoires d'origine végétale ; il constate, en effet, que la quinine
arrête également bien les mouvements des molécules inorganiques
provenant du règne minéral.

Prenez soit de la poudre d'encre de Chine pulvérisée, soit de la
poudre de charbon chimiquement pur, soit du cinabre porphyrisé ;
placez cette poudre sur le porte-objet, mouillez-la d'une goutte

---

(1) Voir Hayem et Hénocque, *Sur les mouvements amiboïdes ou sarcodiques*, in *Arch. gén. de méd.*, 1666, t. VII et VIII.

(2) C. Binz, *Ueber den Einfluss des Chinins auf Protoplasmabewegungen*,
in *Schultze's Archiv*, 1867.

(3) C. Scharrenbroich, *Das Chinin als Antiphlogisticum* (thèse inaugurale,
Bonn, 1867).

(4) C. Binz, *Weitere Studien über Chinin*, in *Borliner klin. Wochenschrift*,
novembre 1871.

d'eau distillée : si la préparation a été mise à l'abri de toute éva-
poration, on verra le mouvement de ces fines particules, surtout
celui des plus petites d'entre elles, se prononcer immédiatement,
et former un tourbillon qui durera des heures, des jours, des mois
entiers. Ces mouvements seront instantanément arrêtés par certains acides et par certaines bases puissantes; mais, parmi les corps
neutres, aucun n'agira plus vite et ne produira de précipité plus
complet que la quinine ; elle agit même, suivant C. Binz, plus rapidement que l'alun, qui semble cependant jouir à cet égard d'une
énergie toute spéciale (1).

Il y a donc quelque chose de physique dans cette influence sédi-
mentaire de la quinine sur les particules douées d'un mouvement
giratoire ; et l'on ne peut rattacher, dès lors, à une action toxique
exclusivement l'arrêt subi, dans leurs transformations et leurs
mouvements, par les leucocytes au contact de cet alcaloïde.

Il est surtout intéressant de suivre les recherches faites pour déterminer cette influence de la quinine dans les conditions morbides auxquelles les leucocytes semblent prendre principalement
part.

1° *Inflammation.* — Depuis les travaux de Cohnheim, grand
nombre d'observateurs admettent aujourd'hui que la formation du
pus dans les organes n'est, dans la majorité des cas, que le résultat
de la préformation dans le sang d'une quantité exceptionnelle de
leucocytes et de leur émigration à travers les parois des petits vaisseaux; le globule blanc du sang, grâce à ses variations de forme
et à ses mouvements amiboïdes, accomplirait de lui-même cette
émigration, et, par ce seul fait, deviendrait globule purulent. Pour
essayer la vertu de la quinine contre les processus d'inflammation
locale, on s'est mis dans les conditions d'expérimentation de Cohnheim ; on s'est servi de grenouilles, dont le mésentère a été placé
sous le champ du microscope. Les expériences ainsi faites par
Binz (2) et Scharrenbroich ont été plus spécialement rapportées
par ce dernier (3). En voici le résumé : dans une première série
d'expériences, la quinine ayant été injectée dès le début, on ne

(1) F. Schulze, *Die Sedimentær-Erscheinung*, etc., in *Poggendorf's Anna-
len*, p. 129.

(2) C Binz, *Experimentelle Untersuchungen über das Wesen der Chinin-
wirkung*. Berlin. 1868.

(3) C. Scharrenbroich, thèse inaugurale, Bonn, 1867.

voit se développer aucun signe d'inflammation du mésentère; il n'y
a ni dilatation des vaisseaux, ni accumulation de leucocytes dans
leur calibre, ni émigration de ces corpuscules, à travers leurs parois,
dans le tissu cellulaire du mésentère. Dans une deuxième série
d'expériences, la quinine n'est injectée qu'au moment où les
vaisseaux sont distendus par un grand nombre de globules blancs,
qui émigrent à travers leurs parois et progressent dans les tissus
voisins, grâce à la persistance de leurs mouvements amiboïdes.
L'injection de quinine a pour effet de diminuer rapidement la
masse des globules entassés dans les vaisseaux mésentériques, d'en
arrêter les mouvements et l'émigration ; mais il reste encore, en
dehors de ces vaisseaux, une quantité considérable de leucocytes
très-mobiles et très-vivaces; il suffit d'imbiber le mésentère d'une
goutte d'une solution très-faible (un cinq-centième) de quinine dans
du sérum, pour que ces leucocytes extravasculaires perdent immédiatement tout mouvement et constituent une couche obscure contre la paroi externe du vaisseau (1).

Ces recherches ont été reprises par Martin (2), qui a fait toutes
ses expériences en double pour permettre un contrôle immédiat, la
quinine n'étant injectée qu'à l'une des deux grenouilles préparées
pour le développement artificiel de l'inflammation du mésentère,
en sorte que l'on pût établir par comparaison la puissance antiphlogistique locale de l'alcaloïde.

Rappelons que c'est à l'influence de ces travaux que sont spécialement dus certains essais thérapeutiques modernes, comme l'emploi des solutions de quinine contre les inflammations des muqueuses, spécialement contre la conjonctivite et la cystite.

2° *Augmentation des leucocytes dans le sang.* — Quand on se
rappelle le nombre des maladies, aiguës et chroniques, dans lesquelles il y a augmentation du chiffre des leucocytes, on comprend

(1) Dans cette thèse, comme dans le travail de Kerner (*Beiträge*, etc.), sont
représentées trois figures qui donnent une idée parfaite des trois principales
phases observées dans ces expériences : 1° période d'activité et d'émigration
des leucocytes ; 2° diminution du nombre des leucocytes renfermés dans les
vaisseaux et retour à leur forme arrondie, sous l'influence d'une injection de
quinine ; 3° arrêt, sous forme de stries noirâtres contre la paroi des vaisseaux,
des leucocytes qui ont émigré et qui ont été arrêtés dans leur mouvement par
une solution de quinine portée directement sur le mésentère.

(2) Martin, thèse inaugurale. Giessen, 1868.

qu'il y ait intérêt à étudier l'action de la quinine sur ces corpuscules au sein même du torrent circulatoire.

Des expériences ont été faites par C. Binz (1) à l'effet de constater la diminution du nombre des leucocytes sous l'influence des sels de quinine ; ces expériences ont été répétées sur de jeunes chats par C. Scharrenbroich (2) ; deux de ces animaux étant choisis de taille et de poids identique, on leur fait prendre à chacun une certaine quantité de lait, pour favoriser la production des globules blancs ; on détermine alors le chiffre approximatif de leucocytes renfermés dans la même quantité de sang pour chacun d'eux, et l'on constate ensuite, par un nouvel examen comparatif du sang, l'influence produite, à cet égard, chez celui de ces animaux auquel la quinine a été administrée. Dans l'une de ces expériences, l'auteur établit que le chiffre initial des globules blancs a été chez l'un de ces chats de deux cent quatorze, et chez l'autre de deux cent quatre-vingt-quatorze ; c'est à ce dernier qu'on injecte une faible quantité de chlorhydrate de quinine (5 centigrammes), et chez lui le chiffre des leucocytes s'abaissa tellement, qu'au bout de quelques heures il en présentait huit fois moins (: : 20 : 174) que le premier chat soumis au même examen par comparaison.

Les mêmes expériences faites sur des chiens par Martin ont donné les mêmes résultats (3).

Nous avouons que ces expériences nous semblent en généra devoir être contrôlées ; le traumatisme a parfois été grave chez les animaux auxquels la quinine a été injectée, ce qui diminue beaucoup à nos yeux la portée réelle de ces résultats.

Mais de nouvelles recherches sur les animaux viendraient-elles confirmer la réalité de ces faits expérimentaux, qu'il nous faudrait encore opposer une sage réserve aux conséquences que des esprits ardents voudraient en tirer relativement au mode d'action thérapeutique de la quinine chez l'homme malade. Nous avons tenu à donner avec quelques détails l'histoire de ces recherches, parce qu'elles ont un intérêt incontestable, parce qu'il n'est pas permis de les ignorer, mais nullement parce que nous avons la pensée qu'elles puissent déjà servir de base à des conclusions applicables à la clinique humaine.

(1) C. Binz, *Experimentelle*, etc.
(2) C. Scharrenbroich, thèse citée.
(3) Martin, thèse citée.

Quand on voit la masse énorme de leucocytes qui se reproduisent chaque jour dans certains organismes atteints de vastes suppurations ou de fièvre purulente, sans que les sels de quinine en entravent le développement ; quand on considère l'impuissance à peu près absolue de ce médicament contre la leucémie ; quand enfin, aux doses les plus élevées, il modifie à peine l'état du sang dans la plupart des pyrexies où il y a également surabondance de globules blancs, on est bien obligé de reconnaître qu'avant les épreuves de pathologie et de thérapeutique expérimentales sur les animaux, il faut placer le nombre immense des faits recueillis sur l'homme lui-même ; ces faits permettent à peine, disons-le bien, d'espérer que la quinine soit appelée à remplir un jour, dans la thérapeutique, le rôle immense que semblent révéler tout d'abord les recherches que nous venons d'analyser.

Ce qui reste de mieux établi, c'est qu'à côté de sa vertu spécifique, qui lui est exclusive, contre les fièvres palustres, la quinine a la puissance de produire trois actions physiologiques non moins incontestables : sédation du mouvement du cœur, diminution de production de la chaleur animale, diminution plus marquée encore de la combustion des éléments organiques et de la dénutrition des tissus ; elle doit figurer, à ce dernier titre, parmi les agents antidéperditeurs de la matière médicale, et les recherches modernes la rapprochent chaque jour, à cet égard, de certaines autres substances, spécialement de l'alcool.

IV

CONDITIONS QUI FAVORISENT L'ACTION DES SELS DE QUININE.

La valeur thérapeutique de ces différents sels semble être en rapport : 1° avec la quantité d'alcaloïde qu'ils renferment ; 2° avec leur solubilité plus ou moins grande.

On peut dire qu'en France, depuis la découverte de la quinine, c'est le sulfate qui a été presque exclusivement employé, et sa puissance d'action est non-seulement établie par des expériences et des déductions chimiques, mais par les immenses services qu'il rend chaque jour, contre les fièvres pernicieuses, entre les mains de nos collègues de l'armée et de la marine.

Voilà donc un agent dont la thérapeutique a consacré par des milliers de faits la valeur dans les affections les plus graves, et auquel nous devons certainement, pour notre compte personnel, les résultats les plus heureux de notre pratique.

On sait que le sulfate bibasique du commerce est très-peu soluble dans l'eau (: : 1 : 750), mais que l'addition d'une faible proportion d'acide sulfurique suffit à lui donner une solubilité suffisante pour que les doses efficaces puissent être prises sous un volume fort petit, résultat très-avantageux, vu l'amertume du médicament.

Nous avons rappelé, dans notre *Traité des fièvres* (1), que l'addition de l'acide sulfurique donnait aux solutions de sulfate de quinine l'inconvénient de se charger, au bout de quelques jours, d'un nuage constitué par une végétation parasitaire ; mais cet inconvénient n'altère en rien la propriété du fébrifuge, et peut être toujours évité quand la solution est préparée extemporanément, comme elle l'est habituellement.

Est-on cependant en droit d'affirmer que, parmi les sels de quinine, le sulfate soit celui qui possède la plus forte proportion d'alcaloïde, c'est-à-dire de principe actif ?

MM. Pelouze et Frémy (2), Trousseau et Pidoux (3) donnent pour formule du sulfate bibasique, de celui qui est usuellement employé en thérapeutique : $(C^{20}H^{12}AzO^2)^2 SO^3$, 8 HO ; cette formule est identique à celle du sulfate employé dans les hôpitaux militaires de France et d'Algérie (4), et il suffit d'une opération élémentaire pour constater, d'après ces formules, que ce sulfate renferme pour 100 :

Quinine.	74,312
Acide sulfurique.	9,174
Eau	16,51

Comme pour tous les sels cristallisés, la quantité d'eau peut varier dans certaines limites, suivant le degré de dessiccation éprouvée à l'étuve.

Si, au contraire, nous prenons la formule du chlorhydrate de

(1) L. Colin, *Traité des fièvres intermittentes*, p. 377.
(2) Pelouze et Frémy, *Traité de chimie*, t. IV, p. 579.
(3) Trousseau et Pidoux, *Traité de thérapeutique*, 8e édition, t. II, p. 478.
(4) *Formulaire pharmaceutique des hôpitaux militaires*, p. 133, 1870.

quinine : $(C^{20}H^{12}AzO^2)^2\,HCl,\,3\,HO$ (1), la table des équivalents nous permet de calculer que ce chlorhydrate renferme une proportion de quinine supérieure à celle du sulfate, la proportion de 83,612 pour 100.

Cette différence de composition, toute au bénéfice du chlorhydrate, la plus grande solubilité de ce sel et la facilité de sa fabrication le font employer de préférence par nombre de médecins étrangers; ne l'ayant pas nous-même essayé dans le traitement des fièvres pernicieuses, nous ne nous permettrions pas de le déclarer supérieur au sulfate par le fait seulement de la plus grande quantité de quinine qu'il renferme; mais nous croyons que des recherches cliniques doivent être faites dans ce sens, et nous le croyons d'autant mieux qu'un médecin militaire russe, Toropoff, qui a eu à combattre, durant plusieurs années, les fièvres intermittentes dont cette armée est frappée dans le gouvernement du Caucase, nous fait savoir que le chlorhydrate de quinine lui a toujours révélé une puissance fébrifuge supérieure à celle du sulfate.

Ceux qui ont expérimenté sur eux-mêmes l'action physiologique du chlorhydrate lui attribuent au reste la même énergie qu'au sulfate pour la production du quinisme, la même rapidité d'absorption et d'élimination par les urines.

Des recherches modernes ont également permis de revenir de certaines erreurs sur la prétendue inertie de quelques autres sels de quinine; nous avons nous-même cité les expériences personnelles de Kerner, à l'appui des observations récentes de M. Vulpian sur la réalité d'absorption et d'élimination du tannate de quinine (2). Le tannate est, il est vrai, des sels de quinine celui dont l'absorption se fait le plus lentement et le moins complétement; mais en somme elle se fait avec la même régularité que celle des autres sels. Tandis que les diverses combinaisons de la quinine avec les acides chlorhydrique, sulfurique, carbonique, acétique pénètrent assez rapidement dans le torrent circulatoire pour que l'examen de l'urine en décèle l'élimination commençante trente minutes au plus, et quelquefois quinze minutes seulement après l'ingestion du médicament, il faut trois heures au tannate de quinine pour y apparaître

(1) Pelouze et Frémy, *loc. cit.*, t. IV, p. 578.
(2) Séance de l'Académie de médecine du 5 mars 1872, in *Gazette hebdomadaire de médecine et de chirurgie*, p. 154, 1872.

en faible quantité. Aussi ce sel n'arrive-t-il à son maximum d'élimination qu'au bout de vingt-quatre heures ; et l'on en retrouve encore des traces dans l'urine soixante-douze heures après son ingestion, tandis que les autres composés quiniques sont d'ordinaire complétement éliminés en quarante-huit heures.

Nous croyons utile, du reste, de placer sous les yeux du lecteur les conclusions de quelques expériences de Kerner sur la rapidité d'élimination de certains sels de quinine (1).

Les chiffres indiquent la proportion de quinine éliminée par l'urine pour 100 parties de l'alcaloïde renfermées dans la dose employée.

NOMS DES COMPOSÉS.	DATE DE L'EXAMEN DE L'URINE APRÈS LA PRISE DU MÉDICAMENT (*).											
	15 minutes.	30 minutes.	45 minutes.	1 heure.	3 heures.	6 heures.	12 heures.	24 heures.	36 heures.	48 heures.	60 heures.	72 heures.
Chlorhydrate de quinine dissous dans de l'eau gazeuse	1	4	4	8	15	19	30	12	2	1	»	»
Bisulfate de quinine	»	1	2	6	14	26	19	16	6	2	»	»
Sulfate de quinine	»	»	5	6	13	25	18	15	8	4	1	»
Carbonate de quinine	1	4	4	10	12	22	15	12	10	3	»	»
Acétate de quinine	»	2	5	6	13	27	16	12	8	3	»	»
Citrate de quinine	»	1	4	7	15	29	14	10	7	4	1	»
Tannate de quinine	»	»	»	»	1	2	9	28	14	4	2	2

(*) Au lieu du réactif de Bouchardat, Kerner utilise les propriétés fluorescentes des solutions de quinine pour en constater les plus minimes proportions dans l'urine.

Maintenant, est-on bien fondé à récuser l'action thérapeutique des dérivés de la quinine, tannate ou autres sels peu solubles, qui ne produiront pas ou peu les accidents du quinisme ? Nous croyons, avec M. Rabuteau (2), qu'on n'est pas en droit de préjuger ainsi la puissance médicamenteuse des divers agents de la matière médicale ; et certainement nous pensons qu'avant les déductions basées sur la composition chimique et l'action physiologique du tannate de quinine, il faut placer les conclusions cliniques très-favorables

(1) Kerner, *loc. cit.*, p. 150.
(2) *Gazette hebdomadaire*, 1872, p. 131.

auxquelles sont arrivés à son égard plusieurs praticiens, et tout récemment notre confrère M. Sistach (1); par cela même que ce composé ne produit aucun des inconvénients du quinisme, ne sera-t-il pas administré plus avantageusement à certains organismes, nerveux ou impressionnables ?

Il faut néanmoins, dans les cas graves, urgents, employer d'une manière exclusive les sels les plus riches en quinine et ceux qui en même temps sont le plus solubles. Il faut se rappeler même que chaque solution de ces sels aura chance de se réduire, en pénétrant dans un milieu alcalin, comme certaines sections du tube digestif (celles où prédominent le mucus intestinal, le suc pancréatique) et comme le sang lui-même ; il est donc rationnel d'administrer, en même temps que les sels neutres de quinine, diverses boissons acides qui en maintiennent ou en facilitent la solution dans le tube digestif. C'est dans ce but que Legroux faisait boire un verre de limonade après chaque prise de sulfate neutre qu'il donnait en poudre. La forme pilulaire est certainement, pour le sulfate, même bibasique, une de celles qui se prêtent le moins à l'absorption du sel par l'estomac ; comme il n'y a aucun excès d'acide dans cette préparation, la chance d'efficacité du médicament est réduite à son minimum, et cependant, pour la médecine militaire, ces pilules ont l'avantage réel d'être à la fois d'un transport extrêmement facile et de renfermer une dose bien déterminée de médicament ; pour qu'elles soient administrées utilement, il faut, dans les cas urgents, les délayer dans un liquide acidulé, par du jus de citron par exemple, mais de préférence par un acide minéral. En Allemagne, on emploie fréquemment, comme véhicule des sels de quinine, l'eau gazeuse chargée d'acide carbonique, qui a non-seulement l'avantage d'agir comme dissolvant, mais d'augmenter la tolérance de l'estomac pour ces médicaments. Cette influence de l'acide carbonique sera utile surtout dans les conditions morbides où les acides de l'estomac, qui constituent un milieu favorable à la solution de la quinine neutre ou basique, seront eux-mêmes dominés dans leur action par une abondance exceptionnelle de la sécrétion hépatique ; les acides biliaires forment, en effet, avec la quinine, des composés très-peu solubles qui seront complétement inertes s'il n'a pas été

(1) *Bulletin de l'Académie de médecine*, 12 mars 1872. Voir, même *Bulletin*, la note de M. Lambron.

prescrit simultanément une certaine quantité soit d'acides miné-
raux, soit d'eau gazeuse.

Quant au mode d'administration de la quinine dans les maladies,
c'est une question que nous ne saurions aborder sans dépasser les
limites du travail que nous nous sommes proposé dans cette étude ;
nous avons, du reste, indiqué longuement ailleurs toutes les règles
à suivre dans l'application de cette médication aux maladies contre
lesquelles elle est souveraine : les fièvres intermittentes.

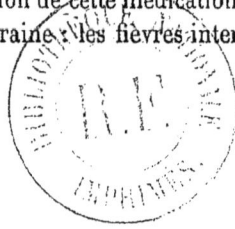

Paris. — Typographie A. Hennuyer, rue du Boulevard, 7.